DES

ARTÉRITES D'ORIGINE RHUMATISMALE

ET DE

L'AORTITE ABDOMINALE EN PARTICULIER

ÉTUDE CLINIQUE

PAR

Le Dr Marius BESSON

LYON

A. REY, IMPRIMEUR-ÉDITEUR DE L'UNIVERSITÉ

4, RUE GENTIL, 4

1900

DES

ARTÉRITES D'ORIGINE RHUMATISMALE

ET DE

L'AORTITE ABDOMINALE EN PARTICULIER

— ÉTUDE CLINIQUE —

DES

ARTÉRITES D'ORIGINE RHUMATISMALE

ET DE

L'AORTITE ABDOMINALE EN PARTICULIER

ÉTUDE CLINIQUE

PAR

Le Dr Marius BESSON

LYON

A. REY, IMPRIMEUR-ÉDITEUR DE L'UNIVERSITÉ

4, RUE GENTIL, 4

1900

INTRODUCTION

Un malade atteint d'une affection cardiaque rhumatismale, qui venait d'entrer dans le service de M. le
professeur Teissier, attira l'attention sur des battements de l'axillaire, battements que l'on percevait
aisément à la vue et au toucher. Un examen approfondi montra que l'on se trouvait en présence d'une
dilatation de l'artère axillaire, et que l'infection rhumatismale pouvait seule être mise en cause dans l'étiologie de cette affection.

A peu de temps de là, un autre malade se présenta
avec une maladie aortique double, d'origine rhumatismale. Mais bientôt il offrit tous les signes d'une aortite
abdominale que l'on ne put mettre sur le compte
d'autre chose que le rhumatisme concomitant. Le diagnostic étiologique ne tarda pas à se confirmer, l'affection aortique suivant des oscillations alternantes, avec
d'autres poussées sur le cœur ou les articulations.

Monsieur le professeur Teissier attira notre attention
sur cette étiologie des artérites, encore assez obscure
et peu étudiée, et nous proposa d'en faire, après quelques recherches, le sujet de notre travail inaugural.

Les investigations que nous eûmes à faire au début,

et que nous exposerons plus loin, nous montrèrent que cette affection, qui « demande à être cherchée », ainsi que le dit le professeur Potain, avait déjà provoqué quelques discussions.

Signalée incidemment par Bouillaud dès 1834, elle inspira la thèse de doctorat d'un de nos collègues de l'école de Bordeaux, et dans la suite ne donna pas de travaux importants. Peu d'auteurs en parlent; encore le font-ils par occasion, sans donner des signes bien nets de l'affection. Dans ces derniers temps, cependant, le traitement spécifique du rhumatisme articulaire aigu devait venir confirmer bien des diagnostics et montrer tout l'avantage que les malades devaient retirer de l'étude d'une affection douloureuse et qui, portant sur les grosses artères ou se généralisant, pouvait entraîner la mort.

C'est ce qui nous a conduit à diriger nos efforts de ce côté et à synthétiser, de la meilleure façon qu'il nous était possible, les renseignements que nous ont fournis soit l'étude des auteurs, soit notre observation.

Le travail que nous présentons comprendra un court historique de la question, et trois chapitres où nous étudierons successivement la symptomatologie, la marche, la durée, l'étiologie enfin de l'affection qui nous occupe.

DES
ARTÉRITES D'ORIGINE RHUMATISMALE

ET DE

L'AORTITE ABDOMINALE EN PARTICULIER

— ÉTUDE CLINIQUE —

CHAPITRE PREMIER

OBSERVATIONS

Les cas d'artérite rhumatismale observés jusqu'à maintenant sont assez rares. Aussi avons-nous tenu à placer en tête de notre travail les deux observations qui vont suivre et qui nous semblent avoir une réelle valeur. Elles ont été rédigées par le Dr Péhu, interne dans le service du professeur Teissier, et se rapportent à deux malades que nous avons suivis nous-même pendant tout le cours de leur séjour à l'Hôtel-Dieu,

OBSERVATION 1

(Service de M. le professeur Teissier.)

Insuffisance aortique : Endocardite rhumatismale. Poussées d'aortite abdominale alternant avec des fluxions articulaires aux membres inférieurs.

J.-P. C..., journalier, âgé de vingt-trois ans, atteint d'une affection cardiaque d'origine rhumatismale, était en assez bonne santé à sa sortie du service en février de cette année. Il put reprendre son travail de garçon de pharmacie.

Mais, il y a cinq semaines, il perdit peu à peu l'appétit, eut des épistaxis abondants, de fortes douleurs lombaires ; ces symptômes augmentant d'intensité, le malade interrompit son travail il y a huit jours et s'alita.

A l'entrée, l'état général est assez bon, bien que la face soit un peu pâle. L'appétit est diminué. Nausées fréquentes, avec quelques vomissements ; il y a un mois, le malade eut des douleurs violentes, tenaces, pendant une journée ; elles se terminèrent par un vomissement. Elles ont reparu depuis cette époque, mais atténuées.

L'examen de la paroi thoracique révèle l'existence d'une légère voussure précordiale. Au niveau de la pointe du cœur, la paroi thoracique est soulevée sur une large étendue à chaque battement cardiaque ; de plus, ce soulèvement se fait sous la forme d'une ondulation de droite à gauche, comme s'il existait un double choc, l'un précédant l'autre.

La pointe bat dans le sixième espace intercostal, un peu en dehors de la ligne mamelonnaire ; il n'existe pas de frémissement.

L'auscultation fait entendre au niveau de la région méso-cardiaque un souffle diastolique rude, intense, mais non tenu. Son maximum est au foyer aortique. Au même foyer souffle systolique, de timbre assez rude également.

Examen des vaisseaux. Il existe un soulèvement des artères du cou, à chaque battement cardiaque.

Matité aortique à droite du sternum et battements non expansifs dans le creux sus-sternal.

A l'auscultation des carotides, souffle systolique rude, intense, correspondant à un frémissement perçu au doigt. Double souffle rude dans le creux sus-sternal.

Pouls de Corrigan. Les deux pouls sont synchrones, mais retardent très nettement sur l'impulsion de la pointe du cœur.

Souffle de Durozier inconstant, au niveau de la fémorale. Pouls capillaire. Rien aux poumons ni au foie ; pas d'œdème des jambes. Pression artérielle = 17.

Le malade se plaint surtout de lourdeurs de tête, qu'il décrit avec beaucoup de détails. Il se plaint aussi de quelques douleurs abdominales.

Néanmoins, son état s'améliore et il ne tarde pas à sortir, après trois semaines de séjour à l'hôpital (12 novembre).

Il entre de nouveau dans le service le 24 novembre, se plaignant de douleurs et de fatigues, qui ont commencé il y a une huitaine de jours. Ces douleurs, sans grande fixité et peu exactement localisées, occupaient surtout le thorax et les masses musculaires des lombes, empêchant le malade de se déplacer et de respirer facilement.

Il se présente à nous, ne toussant pas, ne crachant pas, se plaignant uniquement de ces douleurs qui l'empêchent de se relever sur son lit; il n'est pas essoufflé. Son visage est pâle, les yeux cernés; le malade dit éprouver parfois de légers vertiges, au moment desquels il est obligé de s'asseoir et voit mal.

Au cœur : l'inspection du cœur montre que la pointe bat dans le sixième espace intercostal un peu en dedans de la ligne mamelonnaire. La palpation révèle un choc énergique, plein, donnant l'impression du dôme. Rien à la palpation de la base.

A l'auscultation : au niveau du foyer aortique, double souffle : le premier, systolique, très intense, se propageant dans les vaisseaux du cou ; le second, diastolique, se propageant du côté gauche du sternum, presque vers la pointe.

A la pointe, on note un roulement et un souffle presystolique très nets et bien marqués (vraisemblablement bruit de Potain-Despérance).

Vaisseaux : l'aorte est sentie au-dessus de la poignée du sternum ; les carotides battent violemment. T. = 37 degrés.

Pas d'albumine dans les urines.

Peu de temps après son entrée, le malade accuse des douleurs abdominales très vives qui irradient vers la naissance des membres inférieurs. Elles s'accompagnent de gros battements du trépied cœliaque rendant l'exploration très douloureuse. L'aorte est extrêmement sensible au toucher. En même temps apparaît une diarrhée assez intense, qui ne dure que deux jours.

On prend des tracés de l'aorte.

On applique sur l'abdomen de l'onguent mercuriel belladoné
et on administre du salicylate de soude. Ce traitement ne tarde
pas à améliorer le malade.

Mais bientôt il présente une poussée rhumatismale sur les
articulations des membres inférieurs; les articulations du genou
et du cou-de-pied sont le siège de douleurs parfois assez vives
et sont un peu luisantes et tuméfiées. Sous l'action du salicylate
de soude, ces symptômes douloureux ne tardent pas à disparaître
et le malade sort le 8 décembre à peu près complètement
rétabli.

Il entre de nouveau le 20 décembre avec des douleurs thoraciques très vives et une dyspnée intense.

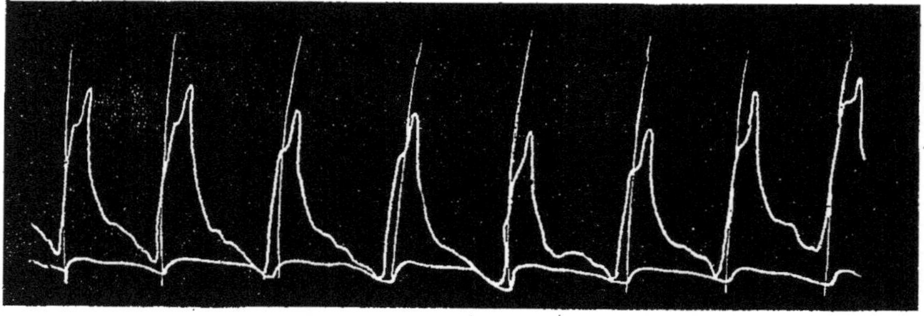

En haut, tracé sphygmographique de l'aorte abdominale;
au-dessous, du pouls radial gauche.

Il raconte alors que depuis son départ il a repris son métier
de garçon de pharmacie sans aucune peine. Les douleurs abdominales ont complètement disparu, mais à deux reprises il a présenté
des douleurs articulaires dans les orteils, puis au cou-de-pied.

Avant-hier cependant il allait bien, quand, à 3 heures du matin,
il fut réveillé par des douleurs très violentes localisées dans la
poitrine et irradiant un peu dans le dos, vers la racine des
bras, mais très peu vers la région abdominale.

Les douleurs étaient constrictives, très angoissantes, et il présentait en même temps une dyspnée intense.

Le malade, eut de plus, au moment de cette crise, des coliques très vives, avec diarrhée et vomissements abondants.

Actuellement, le malade, qui a été très calmé par des sangsues à la région précordiale, se plaint d'être gêné pour respirer, par une douleur un peu diffuse existant dans la moitié gauche du thorax.

L'examen des poumons révèle un peu de submatité, de souffle, et de pectoriloquie aphone à la base du poumon gauche. Au cœur, on retrouve les mêmes signes que précédemment.

Mais l'aorte abdominale est toujours très douloureuse ; elle bat fortement et elle demeure très volumineuse, ainsi que l'indique un tracé sphygmographique que l'on prend.

Après un séjour de un mois environ, le malade, complètement rétabli par le salicylate de soude, quitte le service.

OBSERVATION II

(Service de M. le professeur Teissier.)

Rhumatisme articulaire aigu. Gros cœur. Endocardite aortique.
Artérite rhumatismale de l'axillaire gauche.

Le nommé R . , vingt-trois ans, cultivateur à Yenne (Savoie), entre le 11 décembre, salle Sainte-Jeanne, pour se faire soigner d'une altération artérielle soupçonnée être un anévrisme de l'artère axillaire, et pour subir dans ce but des injections de sérum gélatiné.

Son père est mort d'un refroidissement, après huit jours de maladie. Sa mère est en bonne santé, ainsi que ses quatre frères ou sœurs.

On relève chez lui une fluxion de poitrine vers l'âge de cinq ans, ainsi qu'une rougeole dans l'enfance.

Il y a deux ans, pendant qu'il était au régiment, il eut une attaque de rhumatisme articulaire aigu, qui intéressa toutes les articulations et entraîna une maladie d'un mois environ. Deux mois après il fut réformé pour une cardiopathie.

Depuis ce moment il a été souvent oppressé, particulièrement dans les premiers temps; et il a conservé des douleurs articulaires, surtout dans les épaules. Il a eu aussi des sensations douloureuses au niveau de la région précordiale avec irradiations dans le thorax, sans reproduire cependant le type de l'accès angineux.

Il n'a jamais pu faire un travail un peu pénible, en raison de l'oppression qui survenait rapidement. Il a pris de la digitale.

Actuellement son état général paraît satisfaisant.

Au cœur, la palpation révèle un frémissement et une vibration dure qui occupent toute la région précordiale. Ce frémissement est encore perçu, mais plus faiblement au niveau de la région de la base.

L'aire de matité précordiale est augmentée; la pointe est mal limitable Pas de choc en dôme nettement localisable.

Auscultation : on entend un souffle systolique, piaulant, à la région apexienne, se propageant dans l'aisselle ; on le perçoit un peu à la base. Il y a de plus un souffle diastolique, surtout accentué dans la région aortique.

Frémissement en forme de thrill sur le trajet des carotides, des sous-clavières, particulièrement de la gauche, que l'on sent battre très superficiellement.

Le souffle systolique s'entend dans ces vaisseaux, très fortement dans l'axillaire gauche.

Le pouls radial a une tension augmentée. Pas de souffle de Durozier ni de pouls capillaire.

Le malade a un peu d'oppresssion quand il fait un travail pénible ; pas de vertiges.

L'examen des poumons révèle un peu de submatité du sommet gauche et en arrière, avec augmentation des vibrations et résistance au doigt. La respiration y est soufflante ; on a du retentissement de la toux et de la voix haute, mais pas de râles.

A droite, ces phénomènes sont moins marqués ; mais la respiration cependant paraît rude. Le malade dit avoir eu. au mois d'avril précédent, une ou deux hémoptysies assez abondantes.

Le malade accuse, dans la région sous-claviculaire gauche, des battements que l'on perçoit aisément à la vue en se plaçant à jour frisant. La main appliquée en ce point est soulevée assez énergiquement à chaque systole.

L'auscultation révèle en ce point un souffle systolique rude et un souffle diastolique très faible.

On prend une série de tracés cardiographiques qui démontrent :

1° Le synchronisme du pouls radial gauche et de la systole cardiaque ;

2° Le synchronisme entre les pulsations des deux axillaires.

Les battements de la région sous-claviculaire gauche ne sont donc pas dus à un anévrisme de l'axillaire gauche, qui entraînerait nécessairement un peu de retard de la pulsation radiale correspondante.

Il semble cependant qu'il y ait plus d'expansion à l'exploration digitale de l'axillaire gauche et à l'auscultation, une différence marquée entre les signes perçus au niveau des deux axillaires ; à droite on a un bruit systolique à peine accusé et un bruit diastolique net tandis qu'à gauche le bruit systolique est beaucoup plus rude, râpeux et intense, le bruit diastolique atténué.

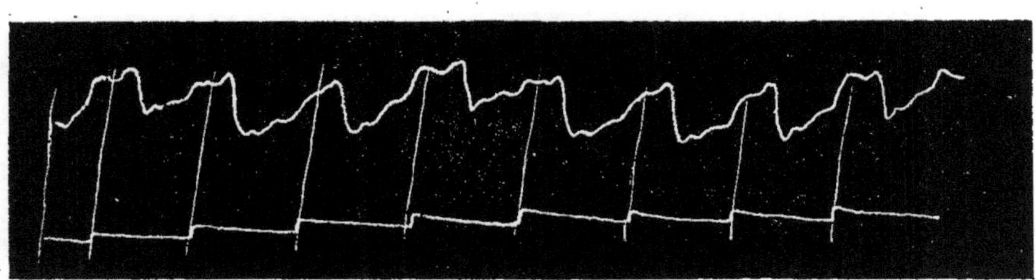

En haut : tracé du cœur. — En bas : du pouls radial gauche. — Ce dernier ne retarde pas sur la systole cardiaque.

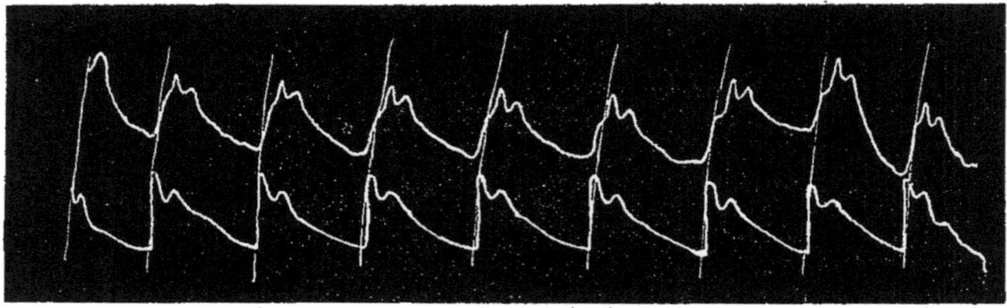

En haut : tracé pris sur l'axillaire droite ; le pouls radial gauche, au-dessous, est absolument synchrone. (La différence qui existe entre ce tracé du pouls et le précédent est due à un accident et à des pressions différentes de l'appareil.)

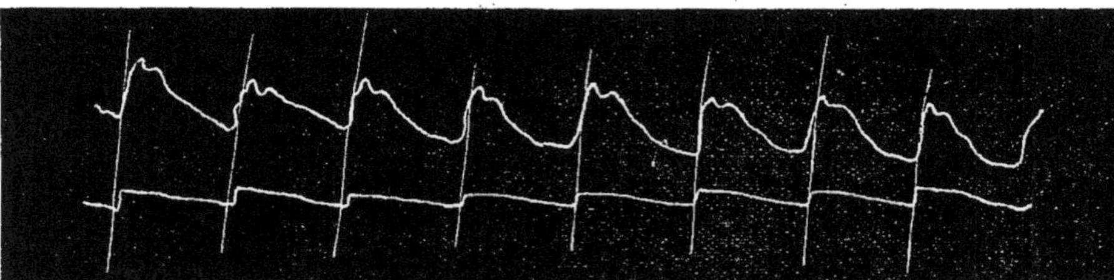

En haut : tracé de l'axillaire gauche. — En bas : du pouls radial gauche.
Synchronisme absolu.

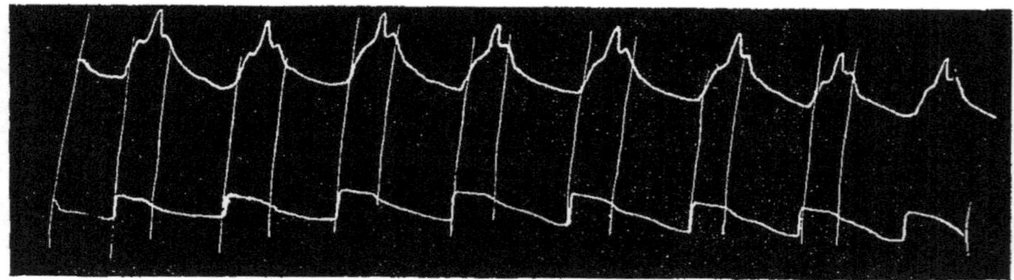

En haut : axillaire gauche. — En bas : pouls radial droit.
Synchronisme absolu.

L'hypothèse d'un anévrisme de l'artère axillaire gauche étant éliminée, on soumet le malade à un traitement par l'antipyrine et le bromure. Il ne tarde pas à quitter le service ; les battements axillaires ont fortement diminués d'intensité.

CHAPITRE II

HISTORIQUE

L'artérite rhumatismale est demeurée longtemps sans être soupçonnée. Alors que les rapports du rhumatisme et de l'endocardite étaient encore mal connus, que le rhumatisme était considéré comme une maladie à localisation uniquement articulaire, l'idée de l'artérite ne pouvait se faire jour ; les douleurs qui la manifestaient étaient mises sur le compte d'une irradiation articulaire et les battements attribués à un anévrisme.

Mais lorsque Bouillaud proclama la grande loi de concordance du rhumatisme et de la cardiovalvulite, la question se limita, les symptômes furent mieux observés, rattachés à leur véritable cause. Et l'idée de l'endartérite rhumatismale devient alors toute naturelle, l'endartère n'étant que la continuation de l'endocarde. Nous retrouverons souvent cette idée exprimée pour rendre rationnelle l'existence d'une artérite qui ne se manifestera que par des signes un peu flous.

La première mention que nous trouvons de l'artérite aiguë rattachée au rhumatisme, est dans le *Traité clinique du rhumatisme* de Bouillaud, 1840. Dans deux observations de cardiopathie rhumatismale, il signale dans l'une une artérite rhumatismale, dans l'autre une aortite. La première se manifeste uniquement par la

douleur, la seconde par la douleur et un souffle le long
du sternum. A peine Bouillaud leur consacre-t-il quelques lignes.

Vingt-cinq ans après, le Dr LEMOINE, dans son travail
inaugural sur l'artérite aiguë, revenait à cette idée et
s'exprimait ainsi : « D'après nombre d'observations
que j'ai lues, mais surtout d'après les faits cliniques
très nombreux que j'ai recueillis, je me crois autorisé à
admettre que, dans l'immense majorité des cas, les
lésions artérielles sont de nature arthritique, j'entends
ici la diathèse arthritique telle que l'ont exposée Bazin
et Pidoux, c'est-à-dire de la façon la plus large, en y
faisant entrer la goutte et le rhumatisme. » C'est là
véritablement, ainsi que dans la thèse de FERNET
(1865), que l'on trouve la première idée nette de l'artérite rhumatismale.

C'est là que, pour la première fois, sont mis en
lumière les rapports qui lient l'infection rhumatismale
et l'inflammation de l'endartère, et que commencent à
être ébauchés les symptômes qui manifestent cette
affection. « L'artérite rhumatismale, dit Fernet, peut
être rapprochée de l'endocardite, dont elle ne serait en
quelque sorte que l'extension lorsqu'elle siège dans la
membrane interne ou séreuse des vaisseaux. »

Pour la première fois aussi, voyons nous signalée
cette preuve indiscutable : la coïncidence fréquente de
l'artérite et d'autres affections rhumatismales. Enfin les
symptômes qui la manifestent, « peu sensibles », dit Fernet, sont les battements, la douleur s'exagérant à la pression, et quelquefois un souffle sur le trajet du vaisseau
enflammé.

Jusqu'en 1877, l'artérite rhumatismale reste dans l'ombre. Elle ne se manifeste pas assez bruyamment pour susciter des mémoires ou des travaux. Güéneau de Mussy, dans ses cliniques, y consacra quelques lignes. « Quand on réfléchit au rôle dominateur que le rhumatisme joue dans l'étiologie des maladies du cœur, dont les artères sont un annexe, on ne peut conserver de doute sur les rapports pathogéniques qui existent entre le rhumatisme et les lésions artérielles. L'évolution de celles-ci me semble moins rapide que celle des lésions cardiaques, ou du moins moins apparente à ses débuts. » Mais il faut arriver jusqu'en 1877, à la thèse de Léger, pour obtenir enfin autre chose que des hypothèses ou des suppositions, pour avoir des observations.

Léger, dans sa thèse, rapporte quatre observations d'artérite aiguë, qu'il rattache au rhumatisme articulaire aigu. Nous donnerons plus loin ces observations. L'origine rhumatismale semblait avoir été acceptée à cette époque *à priori* et un peu sans preuves, et Léger s'efforce de réagir : « Le rhumatisme exerce ici une influence peut-être moins considérable qu'on ne pourrait le supposer. Son action est pourtant indéniable. » Mais il l'admet, et, bien que toutes ses observations ne soient pas indiscutables, il a commencé à donner les premières preuves.

En 1884, enfin, après un mémoire de Legroux et une discussion à la Société médicale des hôpitaux de Paris, l'artérite acquiert définitivement droit de cité parmi les manifestations du rhumatisme articulaire aigu. Legroux rapporte l'observation d'une jeune malade de

sa clientèle privée, qui mourut d'artérite généralisée ;
elle avait présenté plusieurs attaques de rhumatisme
articulaire aigu, une cardiopathie complexe, une dimi-
nution de la circulation dans les deux membres supérieurs, avec une dilatation anévrismale de l'axillaire
gauche. Elle mourut bientôt au milieu de phénomènes
cérébraux et médullaires indiquant la genéralisation
de l'infection vasculaire. Cette observation, rapportée
par Legroux, qui avait suivi ce cas intéressant avec la
plus grande attention, était et reste on ne peut plus
convaincante au point de vue de la pathogénie des
troubles artériels. Malheureusement, il n'y eut pas
d'autopsie et, dans les critiques qui en furent faites, sa
valeur en fut considérablement infirmée. Néanmoins,
cette observation, de grande valeur clinique, reste le
point de départ, la base sur laquelle s'appuyèrent
toutes les études qui suivirent.

BUREAU, en 1893, dans sa remarquable *Etude sur les
aortites,* qu'il compléta en 1895, insiste sur l'origine
rhumatismale d'un grand nombre d'entre elles. « Le
rhumatisme et les diverses manifestations rhumatismales se rencontrent souvent dans les antécédents
héréditaires ou personnels des malades atteints d'aortite. Il n'est pas rare de voir chez ces malades des poussées subaiguës de rhumatisme donner lieu à une poussée
du côté de l'aorte. »

Nous avons vu aussi des malades chez lesquels l'augmentation de volume de l'aorte coïncidait avec l'apparition de douleurs articulaires.

« Souvent alors l'aorte revenait à son volume pri-
mitif. »

En 1894, HANOT, dans les « Considérations générales sur le rhumatisme articulaire » *(Presse médicale)*, apporta enfin ce que l'on avait tant demandé et ce que l'on semblait ne devoir jamais trouver, des preuves visibles, une autopsie. Je cite quelques lignes : Son malade était un petit apprenti qui, atteint par un rhumatisme suraigu, mourut au bout de dix jours. « A l'autopsie, quelle multiplicité, quelle expansion de lésions !... J'ai trouvé aussi à l'origine de l'aorte et sur plusieurs points de ses portions thoraciques et abdominales, quelques plaques gélatineuses dues à une artérite aiguë ainsi que l'examen histologique l'a prouvé.

« Dans une autre autopsie, j'avais déjà trouvé ces foyers d'endartérite aiguë (je n'ai vu mourir que deux rhumatisants pendant la crise aiguë). J'ai remarqué, d'autre part, chez des jeunes gens qui avaient eu une ou plusieurs attaques de rhumatisme articulaire aigu, que leurs artères radiales s'étaient indurées pendant les années qui suivirent. Ainsi, selon moi, l'artériosclérose, ordinairement d'ailleurs infectieuse, est quelquefois consécutive à une artérite aiguë rhumatismale. Cette artérite accompagne même peut-être souvent l'endocardite, mais passe inaperçue en raison de l'obscurité de la symptomatologie.»

« L'artérite aiguë doit donc être ajoutée à la liste déjà si longue des lésions du rhumatisme articulaire aigu. »

L'artérite rhumatismale voyait, enfin, les chapitres de sa description édifiés peu à peu. L'anatomie pathologique venait confirmer les hypothèses de la clinique.

HUCHARD, deux ans plus tard, s'élevait bien un peu, dans

son *Traité des maladies du cœur et des vaisseaux*, contre cette idée qui faisait les artères solidaires du cœur au point de vue pathologique, et il tentait d'établir une barrière bien nette entre l'endocarde et l'endartère. Mais les faits s'accumulaient et devenaient assez nombreux, dès 1897, pour qu'un de nos collègues de l'Ecole de Bordeaux, sous l'inspiration du professeur Arnozan, consacrât sa thèse inaugurale à l'étude de cette affection. Ce travail établissait bien nettement l'étiologie, donnait une étude complète de la marche de l'affection. Elle apportait un contingent d'observations suffisant pour appuyer ses idées. Les conclusions étaient formelles : « L'infection rhumatismale peut déterminer les mêmes inflammations artérielles que les autres infections ; mais ces artérites peuvent souvent passer inaperçues par suite de l'obscurité des symptômes. Sur l'aorte cependant, elles sont le plus souvent diagnostiquées. »

Cependant l'année suivante (1898), un de nos anciens collègues de l'Ecole militaire de Lyon, reprenait la question. Il admettait bien comme très fréquentes les complications artérielles du rhumatisme, mais prenant l'exception pour la règle, il rejetait absolument les inflammations propres de l'artère. Le travail du D' Blot, fait sous l'inspiration du professeur Lépine, prouvait bien à son tour que l'embolus d'origine rhumatismale, parti du cœur, cause souvent les accidents artériels les plus graves ; mais, par une pétition de principe inexplicable, il en arrivait à conclure ce qu'il n'avait point posé dans les prémisses, à savoir que l'artérite rhumatismale n'est point prouvée et que l'embolus seul existe. Pourquoi? Les deux mécanismes ne peuvent-ils donc se rencontrer?

Tels sont les faits jusqu'en 1898. Dès cette époque, les cas qui se présentèrent furent mieux observés et les symptômes plus complètement étudiés. D'autre part, l'étude si approfondie que firent de l'aortite abdominale le professeur POTAIN et ses élèves, montra que l'aorte abdominale pouvait, elle aussi, être touchée par le rhumatisme à l'exclusion même de la portion thoracique. Le cas si curieux et si net de ce rhumatisant du service du Dr Potain qui fut atteint d'aortite abdominale à la suite d'un refroidissement en lavant des vitres, — d'autres observations recueillies dans le même service, — les malades que nous avons observés nousmême, tous ces faits nouveaux nous engagent à reprendre la question, à compléter ce que nos devanciers ont si bien établi.

CHAPITRE III

DESCRIPTION ET SYMPTOMATOLOGIE DES ARTÉRITES RHUMATISMALES ET DE L'AORTITE ABDOMINALE EN PARTICULIER

Les cas d'inflammation des artères sous l'influence de l'infection rhumatismale ne sont heureusement pas aussi fréquents que les attaques de rhumatisme articulaire aigu. De même qu'un assez grand nombre de rhumatisants ayant eu une ou plusieurs attaques de rhumatisme aigu ont échappé complètement aux complications endocardiques, de même un bien plus grand nombre ont, pendant toute leur existence, de fréquentes poussées rhumatismales du côté des articulations ou du cœur, sans jamais présenter aucun trouble apparent du côté des artères. Il semble qu'il y ait pour cette affection des vaisseaux une prédisposition constitutionnelle qui, chez certains sujets, en fait le point faible de leur organisme.

L'artérite rhumatismale, quelque artère qu'elle atteigne, ne se développe jamais isolément, mais toujours au contraire dans le courant ou vers la fin d'une attaque de rhumatisme polyarticulaire aigu. Il n'est même pas rare de la voir se montrer à la deuxième ou troisième attaque, alors que les premières avaient à peine touché le cœur. Enfin, dans quelques cas rares, l'affection alterne avec des poussées articulaires (obs I.).

Les signes de ce début sont assez constants et, le plus souvent, c'est la **douleur** qui révèle l'arrivée de cette dangereuse complication. Si l'**aorte thoracique** a été touchée, les symptômes douloureux consistent en une sensation tantôt d'oppression et de pesanteur apparaissant au moment de l'effort, tantôt de constriction analogue dans ses paroxysmes à celle de l'angine de poitrine, de barre, etc. Elle peut plus ou moins remonter vers la région cervicale, et le malade a alors une impression d'étranglement. Mais ce n'est pas là son seul mode de propagation, et il n'est pas rare de la voir atteindre l'épigastre, les membres supérieurs droit ou gauche, ou aussi se localiser entre les deux épaules, simulant à s'y méprendre le rhumatisme vertébral.

Enfin, il faut signaler l'existence de la douleur provoquée par la pression et recherchée méthodiquement au niveau du deuxième espace intercostal droit, ainsi que l'indiquait Peter.

Dans l'aortite abdominale, la douleur, qui reste longtemps parfois le symptôme unique, est très utile à connaître, parce qu'elle permet un diagnostic souvent très difficile. Elle est spontanée et suit directement le trajet de l'aorte. Mais si elle s'écarte parfois de la ligne médiane, il ne faut point trop s'étonner, puisque, ainsi que nous l'établirons plus loin, l'aorte abdominale malade devient souvent flexueuse. Cette douleur est le plus souvent abdominale ; les malades la localisent mal en profondeur. Mais il arrive aussi très souvent qu'elle

leur semble occuper les masses lombaires ou la colonne
vertébrale. Quand elle est au début le symptôme
unique, ou bien encore si une fluxion articulaire n'accompagne pas l'affection vasculaire, le diagnostic devient très épineux. Elle peut donner l'impression d'un
lumbago très violent; mais elle ressemble surtout à s'y
méprendre à la douleur spéciale que l'on trouve dans
certaines affections des organes génitaux de la femme,
telles que la salpyngite. Nous avons eu l'occasion de
vérifier ce point sur une malade du service de
M. le professeur Teissier qui présentait une aortite d'origine grippale. On crut un moment à une salpingyte; le
toucher ne put être pratiqué. Mais bientôt apparurent
des battements aortiques, un état de défense d'un des
muscles grand droit de l'abdomen, qui mirent sur la
voie du diagnostic. Or la douleur était la douleur clas-
sique des infections utéro-ovariennes. Elle s'étendait à
l'abdomen, envahissait les lombes et irradiait à la
naissance des cuisses. Cette douleur, fréquemment continue, a pour caractère presque constant de se propager
à la naissance des membres inférieurs avec les mêmes
caractères.

Outre la douleur spontanée, la douleur provoquée a
beaucoup plus de valeur. « Certes, la pression épigastrique peut être pénible dans plusieurs cas, elle est
rarement aussi douloureuse. Si cette douleur à la pression affecte une certaine distribution, si elle ne se fait
sentir que le long de l'artère abdominale jusqu'à l'ombilic, elle acquiert une importance diagnostique considérable. Quelquefois la douleur siège également sur
tout le trajet des artères iliaques primitives, iliaques

externes, parfois même celui des crurales ; dans ce cas, le signe de douleur devient éloquent et le diagnostic en résulte immédiatement » (Potain).

Enfin, dans l'artérite des membres, cette douleur, par ses caractères, peut faire longtemps hésiter le diagnostic. Les sensations douloureuses qui existent alors dans le bras ou l'avant-bras sont prises soit pour une propagation de la douleur précordiale lorsqu'il existe une cardio-aortite concomitante, soit pour une irradiation de la douleur articulaire lorsque l'infection rhumatismale touche en même temps les articulations du membre.

A part le cas unique de Legroux, où l'artérite se manifesta par un engourdissement brusque du bras gauche, par la disparition du pouls et l'abaissement de la température dans le même membre, le début n'est généralement pas aussi foudroyant et ne revêt guère la forme de la thrombose.

Nous ne connaissons qu'un seul cas, cité par Hanot, où le malade était, dès le début, dans un état typhoïde avec prostration et température élevée (41°). Mais tous ces phénomènes semblent avoir été plutôt sous la dépendance de l'attaque de rhumatisme très grave et très brusque, que sous celle d'une aortite abdominale et thoracique que l'on ne reconnut qu'à l'autopsie.

A cette période de début, les signes physiques manquent en général. Cependant nous devons signaler l'existence des battements et des soulèvements, que nous décrirons plus complètement dans le cours de la période d'état.

Au bout de quelques jours en effet, la persistance

des troubles fonctionnels déjà existant, l'apparition de quelques autres, nouveaux, et enfin la constatation de signes physiques bien nets, permettent de confirmer un diagnostic parfois hésitant.

La douleur, qui au début avait le plus souvent révêtu une forme très intense, se calme relativement, sans tendance à disparaître néanmoins. Dans la plupart des cas, cependant, elle a des paroxysmes moins forts. Les localisations et les caractères sont les mêmes.

Dans l'aortite thoracique, les sensations de barre, de constriction thoracique ou cervicale restent les mêmes. Léger, dans sa thèse (obs. VII), cite le cas d'une jeune domestique qui, pendant toute la durée de son affection, eut à supporter une horrible sensation rétro-sternale, qu'elle comparait à la douleur que produirait une vrille enfoncée à travers le sternum.

A part ces phénomènes douloureux, on note souvent des **vertiges** dont l'origine réflexe, à point de départ aortique, ne saurait être mise en doute après les expériences de François Frank *(Archives de physiol.*, 1892). Travaux de MM. Teissier et Pardon — Thèse de Pardon. Ces vertiges se produisent le plus souvent au réveil, dans les changements de position, ou au moment de l'effort.

Les réflexes partis de l'aorte doivent encore être invoqués, pour expliquer les **vomissements** qui exis- tent si souvent chez les malades atteints d'aortite aiguë. Soit qu'ils revêtent la forme de régurgitation au mo- ment de la déglutition, soit qu'ils se produisent après une crise douloureuse ou même dans l'intervalle des crises, il est certain qu'ils sont dus à une action sur les nerfs de l'œsophage et de l'estomac, dont les connexions avec la tunique externe de l'aorte sont si intimes. Le sympathique, en effet, qui longe l'aorte sur tout son parcours thoracique, envoie à l'estomac des fibres constrictives dont l'excitation produit la constriction de l'estomac et la fermeture du pylore, contrairement à celles du pneumogastrique.

Enfin la **dyspnée**, conséquence directe de la douleur, se montre parfois d'une façon très intense.

Dans l'aortite abdominale, l'affection troublant les fonctions des organes abdominaux revêt des caractères tout spéciaux, que le professeur Potain a mis en lumière dans une de ses cliniques :

Les voies digestives sont très souvent prises ; on voit l'appétit diminuer, on constate des **coliques** violentes, quelquefois épouvantables ; on note des **crises épigastralgiques** ; la **constipation** est aussi fréquente que la **diarrhée**. Ce dernier symptôme se présente parfois presque seul.

« Je me rappelle, dit le professeur Potain, l'histoire d'un malade qui vint me consulter pour des douleurs abdominales et une diarrhée persistante, avec ou sans coliques. A part cela, il se portait bien. Je ne trouvai pas trace d'aortite thoracique, mais l'aorte abdominale était douloureuse. Je n'hésitai pas à porter le diagnostic d'aortite abdominale et à m'opposer à un long et pénible voyage que le malade désirait entreprendre. Quelques mois après mon examen, le malade succombait à une rupture de l'aorte.

« Comme exemple intéressant, je citerai également celui d'un Anglais qui se plaignait de coliques violentes et qui consulta en vain la plupart des grands médecins d'Europe, et qui devait ses coliques à un petit anévrisme de l'aorte abdominale, ainsi que l'autopsie le démontra. »

Dans certains cas, l'aortite abdominale peut produire des **hémorragies intestinales** . Ces hémorragies sont dues à la difficulté de circulation dans les artères collatérales, au rétrécissement qui se produit à l'origine des mésentériques.

Cette gêne circulatoire se fait encore sentir dans le phénomène de la claudication intermittente que l'on rencontre chez beaucoup de malades atteints d'aortite abdominale. On ne saurait attribuer ce fait à une autre cause qu'à une oblitération partielle des artères iliaques primitives, peut-être iliaques externes ou crurales.

Dans la pathogénie de ces phénomènes fonctionnels abdominaux, nous devons aussi signaler les rapports du grand sympathique avec l'aorte ; ces rapports pourront jeter un certain jour sur les troubles des fonctions intestinales dans l'inflammation du vaisseau.

L'aorte est entourée sur tout son parcours par les branches afférentes et efférentes, les ganglions et les troncs eux-mêmes du grand sympathique. Le plexus solaire ou cœliaque entoure comme un filet le trépied cœliaque. D'autre part, il envoie le long des artères mésentériques un grand nombre de rameaux qui vont se distribuer dans toutes les tuniques de l'intestin.

Quoi d'étonnant, dès lors, que le grand sympathique, qui est intimement apposé aux parois aortiques, se trouve excité d'abord, ou paralysé plus tard, sous l'influence des transformations scléreuses opérées dans le tissu cellulaire qui l'environne par l'inflammation du vaisseau voisin.

Nous savons, d'autre part, que le pneumogastrique droit se termine dans le ganglion semi-lunaire et qu'il a une action opposée à celle du grand sympathique. Il est facile, d'après ces données anatomiques et physiologiques, de conclure que, suivant que l'un ou l'autre de ces nerfs seront excités, nous aurons la colique, la diarrhée, l'hémorragie intestinale.

Parmi les troubles fonctionnels de l'aortite abdominale, on a remarqué aussi certains faits **d'asphyxie symétrique des extrémités** (maladie de Raynaud), phénomène déterminé par un réflexe, spasme des extrémités produit par la maladie du tronc artériel.

Enfin, il faut signaler un fait particulièrement intéressant que nous avons observé chez une jeune malade, dans le service du professeur Teissier : c'est la **contracture vigilante** d'un des muscles grand droit de l'abdomen, une sorte de défense du muscle qui recouvre le vaisseau enflammé.

Quant à l'artérite des membres, les organes avec lesquels le vaisseau est en rapport direct réagissent trop lentement et trop faiblement pour que l'on découvre, bien marqués, des phénomènes fonctionnels autres que la douleur.

Mais, comme nous le disions plus haut, la caractéristique de cette période d'état, c'est l'apparition de signes physiques bien nets.

Dans l'aortite aiguë thoracique, ces différents signes ont été trop souvent décrits par les auteurs, Huchard,

Bureau, en particulier, pour que nous en tentions une description.

Mais, dans l'aortite abdominale, ce n'est que récemment que le professeur Potain et ses élèves les ont mis au jour.

Ce sont d'abord les **battements**. Ils peuvent être perceptibles à la vue et au toucher. Ils se produisent le long de l'aorte et surtout vers la naissance du trépied cœliaque, soulevant la paroi abdominale par des mouvements synchrones à la systole ventriculaire. Ils peuvent être fort étendus et devenir facilement perceptibles pour le patient lui-même, qui en est fort gêné, ainsi que nous l'avons constaté chez un malade du service de M. le professeur Teissier, dont nous reproduisons plus loin l'observation. Ils sont, le plus souvent, facilement perçus à la vue ; quelquefois, cependant, il est nécessaire de se mettre à jour frisant ; mais, dans tous les cas, la main la moins exercée, appliquée au niveau de la ligne abdominale médiane, pourra facilement les sentir.

A part ces battements, si l'on cherche à saisir entre les doigts le vaisseau malade, on peut constater qu'il est très facile de le faire ; l'artère est comme **surélevée**, augmentée de dimensions dans tous ses diamètres, et les doigts qui la saisissent sont fortement séparés au moment de la systole cardiaque. Il semble que l'on ait dans la main un conduit aminci, frappé par un liquide sous forte pression.

Enfin, il est un signe à peu près constant de l'aortite abdominale, bien mis en lumière l'an passé par MM. Brodier et Viel-Durand, internes du professeur Potain, et sur lequel nous devons nous arrêter un peu longuement, parce qu'il a la plus grande importance diagnostique : je veux parler de la **déviation de l'aorte abdominale**.

Toute artère enflammée perd une partie de son élasticité et tend à s'allonger sous l'influence des ondées sanguines qu'elle reçoit du cœur. Elle décrit alors des flexuosités comme on le constate fréquemment sur un grand nombre d'artères superficielles, telles que les radiales ou les temporales superficielles. L'aorte abdominale n'échappe pas à cette loi générale. Deux cas observés dans le service du professeur Potain en font la preuve.

Dans la première, au lieu d'occuper sa situation habituelle sur la ligne médiane, l'aorte abdominale se trouve, immédiatement au-dessous des fausses côtes, déviée à gauche. De là elle se dirige en dedans, en décrivant une courbe très accentuée à concavité droite, et ne rejoint la ligne médiane qu'un peu au-dessous de l'ombilic ; on a, au premier abord, l'impression d'une tumeur soulevée par l'artère ; mais un examen approfondi montre qu'il s'agit bien de l'aorte elle-même. On peut, en effet, saisir le vaisseau entre deux doigts, le délimiter exactement, et le sentir animé de mouvements expansifs très nets, bien que plus faibles que ceux d'un anévrisme.

A l'autopsie le vaisseau a repris sa place normale, et c'est à peine s'il déborde un peu la colonne vertébrale du côté gauche.

Mais dans une seconde autopsie l'aorte a conservé la déviation notée pendant la vie. Elle est tout entière à gauche de la colonne lombaire ; son bord droit est distant de 1 centimètre de la face latérale gauche des vertèbres lombaires.

Enfin, ces auteurs signalent un nouvel exemple chez un malade qui était alors dans le service, et dont l'aorte débordait à gauche la ligne médiane, de 2 centimètres par son bord droit et de 5 cm. 1/2 par son bord gauche.

C'est là un signe de grande valeur, qu'on ne devra jamais négliger de chercher.

Lorsqu'il s'agit de l'infection par le rhumatisme articulaire aigu d'une artère des membres, les signes sont évidemment les mêmes ; mais les artères occupant par rapport au tégument une situation toute différente, ils se manifestent d'une autre façon.

Dans le cas du malade R... (obs. II), que nous avons pu observer dans le service du professeur Teissier, les battements étaient tellement sensibles, que le malade lui-même s'en était aperçu et attirait sur eux l'attention. Il n'était pas difficile, en effet, en se mettant à jour frisant, de voir que le tégument de la région sous-claviculaire était soulevé à chaque systole ventriculaire par un battement énergique, assez bref. Si l'on appliquait sur la tumeur l'extrémité de deux ou trois doigts, on sentait de même qu'à chaque battement la main était soulevée énergiquement. Rien de semblable du côté opposé, où l'artère axillaire gauche était à peine perçue en appuyant fortement sur elle avec l'extrémité des doigts.

Dans l'observation de Legroux, on constata de même l'apparition d'une dilatation du volume d'une énorme prune, dilatation très douloureuse, faisant saillie à la partie antérieure de l'épaule, siège de battements énergiques. Elle soulève le sthétoscope, au moyen duquel on perçoit un bruit de souffle rude et superficiel. Cette tumeur, saisie entre les doigts recourbés dans l'aisselle et le pouce appliqué en avant, a un mouvement d'expansion dans tous les sens, qui ne laisse aucun doute sur une dilatation ampullaire de l'artère axillaire. « Au moyen du sthétoscope flexible de M. Constantin Paul, je puis chercher sur tous les points de la tumeur en avant, en bas, en arrière, au fond de l'aisselle, le bruit de souffle, et le retrouver avec tous ses caractères d'intensité en tous ses points. »

Mais dans le cas du professeur Teissier, comme dans celui de Legroux, on ne retrouve pas sur l'axillaire comme sur l'humérale de traces des flexuosités dont nous parlions à propos de l'aorte abdominale. Dans le premier cas, en effet, l'artérite était parfaitement localisée jusqu'à l'humérale, dans le second elle avait été trop rapide et l'artère axillaire avait été à peu près complètement oblitérée par le mécanisme de l'endartérite oblitérante. L'humérale s'était transformée en un cordon dur et roulant sous le doigt. D'ailleurs, dans les artères de faible calibre, le choc sanguin au moment de la systole est trop faible pour amener aussi rapidement que dans l'aorte abdominale ces flexuosités que nous avons signalées.

Je n'insisterai pas sur les modifications de sonorité apportées à la percussion de la région sternale par l'inflammation de l'aorte thoracique, pas plus que sur les modifications sthétoscopiques des bruits aortiques. Ce serait m'exposer à des descriptions qu'il me faudrait reproduire de toutes pièces, peut-être même très infidèlement et très imparfaitement.

Il est de même facilement évident que la percussion de l'aorte abdominale ne peut donner aucun renseignement dans les cas d'inflammation de ce vaisseau, et que celle des artères périphériques est impossible.

Mais il est un point sur lequel nous voulons nous arrêter, parce qu'il a, par-dessus tout, grande valeur diagnostique dans l'artérite ; je veux parler des bruits de **souffle** que produit le passage du sang dans un conduit enflammé et rugueux.

Le professeur Potain, dans une de ses cliniques sur l'aortite abdominale, insiste fortement sur l'existence d'un bruit de souffle doux constant, systolique, sur le trajet de l'aorte. Il n'est pas besoin pour le faire apparaître d'opérer une compression, même légère, au moyen du sthétoscope.

Pour notre part, nous avons eu l'occasion de l'observer dans le service du professeur Teissier, chez le malade C. , atteint d'aortite abdominale, dont nous rapportons le cas (obs. I).

De même, Legroux, dans sa communication à la Société médicale des hôpitaux, signale chez sa jeune malade, au niveau de la dilatation axillaire, un bruit de souffle rude et superficiel qu'il retrouva en tous les points de la tumeur. Enfin, chez le nommé R... (obs. II), atteint lui aussi d'artérite axillaire, nous avons constaté l'existence d'un souffle systolique rude et intense au niveau de sa dilatation axillaire. Comme il existait un souffle systolique de la pointe, on aurait pu se demander si le souffle axillaire n'était pas une simple propagation de celui du cœur. Mais l'examen comparatif des deux artères axillaires démontra « à droite un bruit systolique à peine accusé et un bruit diastolique net, tandis qu'à gauche, le bruit systolique est beaucoup plus rude, râpeux et intense, le bruit diastolique atténué ».

Enfin, à part ces signes fonctionnels et physiques que nous venons d'énumérer, on peut enregistrer au **sphygmographe** le soulèvement systolique des artères touchées par l'infection. Dans les deux observations que nous avons rapportées en tête de notre travail, nous avons joint les tracés sphygmographiques de l'aorte dans le premier cas et de l'axillaire dans le second.

Tels sont les phénomènes qui manifestent l'existence de l'inflammation artérielle d'origine rhumatismale.

Il nous reste maintenant à voir comment évolue l'affection, et à montrer par quels liens certaines artérites se rattachent à la grande infection rhumatismale.

CHAPITRE IV

ÉVOLUTION ET PRONOSTIC

Quelle est l'évolution, la marche de l'artérite rhumatismale?

L'aortite thoracique procède par poussées successives qui laissent, dans leur intervalle, le malade dans un état de bien-être relatif. Parfois, les périodes de rémission sont assez longues pour que l'on puisse croire à la guérison complète. Souvent l'affection se termine par la mort, qui survient, après une angoisse permanente, au milieu d'un dernier accès d'angine de poitrine. La mort peut encore survenir par asystolie, si le cœur se laisse distendre: alors, les contractions deviennent moins énergiques, le pouls faible, et le malade s'éteint avec de l'anasarque généralisé, de l'œdème pulmonaire, des urines rares, foncées et albumineuses. Nous ne nous étendrons pas davantage sur ce point.

Quels sont les phénomènes que nous allons voir se produire dans l'aortite abdominale? Hâtons-nous de dire que cette affection n'est pas toujours d'une extrême gravité immédiate, et que si elle est, la plupart du temps, une épine, elle n'annonce pas généralement une terminaison fatale à brève échéance. Le plus souvent même elle rétrocède. Mais, fréquemment aussi, elle passe à la chronicité, et, sous l'influence d'une attaque nouvelle, on peut voir l'inflammation ancienne se réveiller et le mal reparaître avec la plus grande intensité.

Quoi qu'il en soit, chez un malade atteint d'aortite abdominale, lorsque l'affection va se résoudre, au bout d'un temps assez court les symptômes diminuent d'intensité, la douleur est moins continue, les paroxysmes moins intenses, les crises épigastralgiques et lombaires se font sentir moins vivement, les battements diminuent rapidement ; l'aorte reprend enfin le plus souvent sa place normale, sauf dans quelques cas rares où, fortement endommagée, la tunique interne couverte de plaques athéromateuses, elle reste flexueuse et bosselée.

Les lésions qui caractérisent l'aortite abdominale passent en effet très souvent à la chronicité. A la suite d'une poussée rhumatismale un peu longue, la plaque gélatineuse devient plaque athéromateuse ; le sang circule alors dans un conduit irrégulier, bosselé, recouvert d'aspérités, dont chaque partie est prête à former un anévrisme. Ainsi donc, comme toutes les autres artérites, l'aortite rhumatismale, tant abdominale que thoracique, affaiblit les parois vasculaires et prédispose aux ectasies.

Et ceci peut être vérifié dans un certain nombre de cas.

Legroux a vu se développer chez sa jeune malade, à la suite d'une endartérite axillaire oblitérant presque la lumièredu vaisseau, un petit anévrisme. Cette ectasie s'est produite très rapidement.

Chez le malade R., observé dans le service de

M. Teissier, nous n'avions plus un anévrisme, mais l'artère avait perdu son élasticité et se laissait distendre au maximum à chaque ondée systolique.

D'ailleurs, qu'une poussée rhumatismale d'intensité moyenne éclate un jour chez ce malade, peut-être verra-t-on se produire une véritable dilatation permanente, l'artère se rompre peut-être ou s'oblitérer. Il subsiste, dans le vaisseau qui semble guéri, un point faible, le point d'appel pour une inflammation à venir.

Mais les choses prennent une tournure autrement grave lorsque, comme chez le malade de Legroux, l'inflammation artérielle a tendance à se généraliser d'emblée.

Dans l'observation de Hanot l'infection rhumatismale avait envahi d'un seul coup toute l'aorte, mais le frêle organisme de cet enfant débilité n'avait pu résister à un choc aussi fort et la mort n'avait pas tardé à venir.

Dans le cas de Legroux, l'axillaire gauche avait été touchée et presque oblitérée, tout le bras envahi ; puis il y avait eu un arrêt. Peu de temps après, envahissement de l'axillaire droite et de ses branches. Enfin la mort survint, au milieu de troubles qui indiquaient clairement qu'aucune artère n'avait échappé à la propagation, celles des viscères abdominaux comme celles de la moelle ou du cerveau.

Voilà le mode d'évolution le plus terrible : on peut voir d'après nos observations que la mort est certaine dans ce cas, que la propagation se produise d'emblée, ou au bout d'un temps relativement long comme dans le cas de Legroux. Voilà la terminaison à redouter et

contre laquelle il faudra lutter de toutes ses forces dès
le début de l'affection, dès que l'inflammation de l'endocarde montrera des tendances à se propager à l'endartère. Et il est même permis de s'étonner que si souvent
l'infection cesse ses ravages au niveau des petites artères. Le sang qui circule n'est-il donc pas le même ;
l'endartère n'est-elle donc pas exactement semblable
comme constitution, et les causes prédisposantes qui
l'ont affaiblie n'ont-elles pas agi sur les petits vaisseaux
aussi bien que sur les gros troncs ? La réponse est difficile ; en tout cas la généralisation, heureusement si rare,
est la complication la plus redoutable parce qu'elle conduit à une mort certaine.

Ainsi l'artérite rhumatismale (à part les cas heureusement rares où elle envahit d'emblée tout le réseau vasculaire et tue à coup sûr), procède généralement par
des poussées successives qui, par leur nombre, peuvent
à la fin acquérir une gravité exceptionnelle. Elle peut
se terminer, et cela peu fréquemment, par une résolu-
tion complète ; se généraliser ; où passer à la chronicité,
ainsi qu'il se produit le plus souvent : dans ce dernier
cas l'attaque suivante s'aggrave de l'affection antérieure.
La paroi artérielle, déjà affaiblie par une première inflammation, voit ses éléments succomber sous l'attaque
de l'infection nouvelle. Tout est prêt pour une ectasie
ou une rupture ; le malade s'achemine lentement vers
une terminaison fatale, si les attaques rhumatismales
se reproduisent. Notons d'ailleurs qu'il n'est plus besoin
d'une poussée de l'infection du côté des articulations,
à ce moment de l'évolution de l'artérite. L'affection
vasculaire s'est individualisée, et la moindre cause occa-

sionnelle peut en ramener une nouvelle attaque.

Le pronostic, dit le professeur Potain, est cependant favorable. La maladie est curable « tant qu'il n'y a pas d'athérome ».

Dans les autres cas, on peut l'enrayer ou même la faire rétrocéder. Le nombre des artérites qu'on a vues rétrocéder sous l'influence d'une médication rationnelle est considérable. L'âge de la maladie et celui du malade règlent le pronostic.

CHAPITRE V

EXISTE-T-IL UNE ARTÉRITE RHUMATISMALE ?

Il nous reste maintenant à nous poser cette question :

Ce que nous venons de décrire sous le nom d'artérite rhumatismale, ces aortites qui se présentent avec des symptômes si effrayants et un pronostic si grave sont-elles bien le fait de l'infection rhumatismale, et n'y a-t-il pas dans leur coexistence, une simple concordance de temps entre l'aortite et cette maladie si fréquente, si répandue, qui est le rhumatisme ? Evidemment la réponse est facile, et l'on a déjà dit souvent qu'il n'était pas nécessaire que l'une fût sous la dépendance de l'autre pour qu'elles apparaissent toutes les deux ensemble.

Lorsque l'artérite rhumatismale commença à acquérir un nom, on ne tarda pas à réagir contre cette idée qui faisait, pour ainsi dire, les artères solidaires du cœur et les liait aux mêmes accidents. Si Lemoine, dans sa thèse, affirmait dès 1864 « qu'il se croyait autorisé à admettre que, dans la grande majorité des cas, les lésions artérielles sont de nature arthritique » ; si Fernet, l'année suivante, posait en principe l'existence fréquente de l'artérite rhumatismale ; si Legroux, dans sa communication, après la thèse de Léger et les cliniques de Guéneau de Mussy, considérait le fait comme indéniable, Huchard en 1896, dans son *Traité des maladies du cœur et des gros vaisseaux*, écrivait ceci : Quelques auteurs ont admis, sans doute théoriquement, que l'aortite pouvait être assez souvent le résultat de la propagation des inflammations voisines de l'endocarde, du péricarde, de la plèvre et du poumon. La thèse de Leger renferme deux ou trois exemples d'endocardites rhumatismales propagées à la tunique interne de l'aorte. La chose est possible, probable même, puisque l'on cite quelques observations, mais je crois celles-ci extrêmement rares. L'endocardite affecte souvent les valvules sigmoïdes de l'aorte, cela ne fait aucun doute, mais le plus souvent l'inflammation s'éteint au niveau de l'endartère.

La barrière était nettement posée au niveau des valvules sigmoïdes.

Si Astier, dans son travail inaugural en 1897, semblait accepter définitivement l'existence de l'affection qui nous occupe, notre ancien collègue de l'école, Blot, sous l'inspiration du professeur Lépine, présentait un travail où l'existence de l'artérite rhumatismale était à peine discutée, et tous les accidents vasculaires survenus dans le cours de la diathèse attribués à « des caillots et des végétations emboliques d'origine intracardiaques ». Ce qui pouvait, à cette époque, être mis en doute par des auteurs aussi éminents, peut-il être affirmé maintenant ? Je le crois, et les observations que nous présentons plus loin suffiront, je l'espère, à faire prévaloir notre opinion.

Sans vouloir nous baser sur des hypothèses, nous ne pouvons passer sous silence cette idée qu'exprimait en 1875 Guéneau de Mussy : « Quand on réfléchit au rôle dominateur que le rhumatisme joue dans l'étiologie des maladies du cœur, dont les artères sont un annexe, on ne peut conserver de doute sur les rapports pathogéniques qui existent entre le rhumatisme et les lésions artérielles. » Quand on réfléchit, en effet, au nombre considérable des rhumatisants dont l'aorte a été touchée ou dont les artères des membres sont devenues flexueuses ou athéromateuses à la suite d'attaques de rhumatisme répétées, on est immédiatement tenté d'établir là un lien de cause à effet. Mais certains auteurs nous ont prévenu contre cette tendance.

Si cependant nous notons à chaque poussée nouvelle de rhumatisme sur les articulations ou sur le cœur, une poussée du côté de l'aorte ou des autres vaisseaux, ces variations pourront étayer suffisamment l'idée que nous avançons.

Or, le malade que nous avons observé dans le service de M. Teissier a présenté tout d'abord une attaque articulaire rhumatismale des membres inférieurs ; tout rentrait bientôt dans l'ordre, quand on constata des douleurs sur le trajet de l'aorte abdominale, douleurs irradiées dans les deux cuisses. L'artère battait fortement, était très douloureuse au toucher ; en somme, on avait les signes classiques de l'aortite abdominale. Ces troubles disparurent, le malade sortit de l'hôpital. Mais à peine avait-il repris son métier fatigant de garçon de pharmacie, qu'il fut obligé de regagner bientôt l'Hôtel-Dieu, où l'on constate alors : une péricardite avec un léger épanchement, une pleurésie gauche au début, et enfin une nouvelle poussée du côté de l'aorte abdominale qui, devenue très douloureuse, présentait de gros battements, tandis que le malade était en proie à une dyspnée très forte, à la diarrhée et aux vomissements.

Dans le cas cité par Legroux, sa jeune malade avait eu tout d'abord une poussée du côté de l'humérale gauche, puis tout s'était légèrement calmé ; peu de temps après, la maladie faisait des progrès sur le cœur et atteignait nettement en même temps l'humérale et la radiale droite, sans cependant les oblitérer, enfin l'infection se propageait aux autres artères, puisque la malade mourait après l'apparition d'accidents cérébraux, délire nocturne, amnésie verbale et aphasie passagère, d'accidents médullaires, respiration de Cheyne-Stockes, dyspnée croissante, et de troubles pulmonaires peut-être sous la dépendance de l'aortite, à savoir la congestion et l'œdème.

Enfin, l'observation publiée par Hanot en 1894 est une des plus concluantes au point de vue particulier qui nous occupe, puisqu'elle apporte les preuves matérielles révélées par l'autopsie. Son petit malade, un jeune apprenti, était resté un jour entier à la pluie ; le lendemain on le transporta à l'hôpital dans un état typhoïde, blême, prostré ; avec les articulations luisantes, tuméfiées. Il mourut rapidement, et l'autopsie montra des valvules sigmoïdes hérissées de végétations. « A l'origine de l'aorte et sur plusieurs points de ses portions thoracique et abdominale, on trouve quelques plaques gélatineuses qui, sur des coupes, apparaissent composées de cellules sphériques à type embryonnaire et de grandes cellules aplaties à prolongements multiples ayant quelquefois deux noyaux. »

Dans l'observation IX, rapportée par Bureau en 1893, le malade est atteint d'aortite thoracique. La crosse déborde le sternum d'environ 2 centimètres à droite. La crise passe, tout rentre dans l'ordre. Mais bientôt, nouvelle attaque de rhumatisme articulaire aigu, tout le membre inférieur gauche est pris ; mais en même temps, l'aorte s'est de nouveau dilatée et déborde le sternum de 2 cm. 1/2. Dix jours après, sous l'influence d'une dose quotidienne de 3 grammes de salicylate de soude, tout est rentré dans l'ordre. Les articulations ont leur libre jeu et l'aorte a regagné sa place sous le sternum.

Les faits que nous venons d'exposer sont suffisamment clairs, je pense, pour que nous puissions affirmer dès maintenant, tout d'abord la coexistence fréquente de la diathèse rhumatismale et des affections vasculaires, ensuite la fréquence d'une poussée inflammatoire à la fois du côté des articulations et du cœur et de l'aorte ou de ses grosses branches.

En second lieu, nous devons tenir compte du mode de début de ces différentes manifestations de la diathèse rhumatismale. La fluxion articulaire qui manifeste l'attaque de rhumatisme survient le plus généralement lorsque le sujet surmené, affaibli, s'est exposé au froid et surtout à un froid humide. Nous voyons, d'après nos observations, que l'artérite rhumatismale exige les mêmes conditions ; le cas de Hanot avec autopsie est suffisamment probant : son malade a été frappé en même temps de fluxion articulaire et d'aortite généralisée après être resté une journée entière exposé au vent et à la pluie. Dans notre observation IV, une jeune domestique est frappée d'aortite après avoir été mouillée toute la journée.

Enfin le cas cité par le professeur Potain d'un malade de son service et dont nous n'avons pu rapporter l'observation. Ce malade, convalescent d'une attaque de rhumatisme, était employé dans la salle à aider à quelques travaux de nettoyage. Occupé un jour à laver les vitres, il reste pendant un temps assez long debout devant une fenêtre, le ventre en face d'un vasistas ouvert ; la température extérieure était assez froide. Dès le soir, il est obligé de se remettre au lit et on ne tarde pas à constater les signes bien nets d'une aortite abdominale, qui s'était déclarée à la suite de ce refroidissement bien localisé.

Dans toutes les observations que nous avons recueillies, aussi bien que dans celles qu'avait présentées avant nous le D\u02b3 Astier, il nous a été impossible de retrouver dans les antécédents des malades des infections ou des intoxications capables d'expliquer jusqu'à un certain point les accidents vasculaires dont ils étaient atteints.

Enfin, le traitement spécifique du rhumatisme articulaire aigu est venu lui-même apporter sa preuve, puisque nous avons vu, dans une observation rapportée en 1893 par Bureau (obs. IX), l'aortite existant aussi bien que les fluxions articulaires multiples, disparaître sous l'influence d'une dose quotidienne de 3 grammes de salicylate de soude, administré pendant dix jours.

Chez le nommé C..., atteint d'aortite abdominale,

et que nous avons observé, nous avons vu les accidents aortiques disparaître sous l'action de l'onguent mercuriel belladoné et du salicylate de soude administré pendant quelques jours.

Il nous semble donc qu'il y a entre la grande infection rhumatismale et ces artérites, autre chose qu'une simple coïncidence.

Dans cette partie de notre travail, nous nous sommes attaché à montrer que cette idée était rationnelle, qu'elle avait paru telle à beaucoup d'auteurs, avant même que l'étude des symptômes leur eût permis un diagnostic certain.

Nous nous sommes attaché, en outre, à montrer par l'étude des observations, que l'artérite d'origine rhumatismale survient le plus souvent avec l'attaque de rhumatisme articulaire aigu, subit en même temps qu'elle des exacerbations et des rémissions, peut aussi lui succéder ou la précéder, enfin qu'elle est amenée par les mêmes causes occasionnelles et qu'elle est guérie par le même traitement.

L'inflammation des vaisseaux et la fluxion articulaire relèvent donc, à n'en pas douter, des mêmes causes dans les cas que nous avons rapportés.

OBSERVATIONS

OBSERVATION III

(Observation I. Thèse de Léger.)

Aortite aiguë avec légère insuffisance aortique.— Péricardite
sèche. — Mort subite.

P. L..., trente-cinq ans, couvreur, a eu une attaque de rhumatisme après une chute dans l'eau.

L'affection a envahi les articulations du coude et de l'épaule et a duré deux mois.

A l'âge de trente-deux ans, en Afrique, il fut sujet à des accès de fièvre quarte, pendant trois mois environ.

Enfin, il y a six mois, il commença à souffrir de palpitations et d'une douleur dans les deux bras, que rejoignait comme une barre transversale. Après un répit d'une quinzaine de jours, il lui vient comme une gêne épigastrique continuelle qui augmente rapidement. Il entre alors à l'hôpital Cochin.

L'examen du malade montre que, au cou, les artères battent énergiquement ; la sous-clavière gauche est remontée et a des battements visibles. Frémissement au doigt sur le trajet de ces artères.

La pointe du cœur bat dans le sixème espace, et à son niveau existent un léger bruit de souffle systolique et un second diastolique aspiratif. Le premier va en se renforçant un peu vers la base, qu'il franchit pour se propager le long de l'aorte ascendante.

La respiration est peu fréquente, quoique assez gênée, et il existe à la base des deux côtés, en arrière, des râles ronflants et sous-crépitants.

Bientôt vers la pointe se montrent quelques frottements.

Un mois après son entrée, le malade accuse une sensation de barre à la partie supérieure du sternum, qu'il compare à des crampes, à des tiraillements très douloureux, mais n'augmentant pas son oppression Ces douleurs se propagent dans les deux bras, surtout le gauche, sans dépasser le coude. Pendant ces crises, le malade sent des battements à l'épigastre et à la racine du cou.

Le double bruit de souffle à la base s'accuse très nettement.

Pendant tout le mois suivant, les accès douloureux deviennent de plus en plus fréquents, et il existe toujours à l'épigastre cette douleur en demi-ceinture, que la pression exagère.

Enfin, le malade meurt brusquement, deux mois et quelques jours après son entrée, après avoir passé ses dernières heures, dans des souffrances horribles, à promener une vessie de glace sur sa poitrine ; il meurt en criant : de la fraîcheur !

L'autopsie pratiquée, outre de légers signes d'insuffisance aortique, montre une aorte peu dilatée, avec des plaques gélatineuses dans toute l'étendue des portions ascendante et horizontale ; une seule sur l'aorte thoracique. Ces plaques gélatineuses, examinées au microscope, se montraient formées par une hyperplasie embryonnaire de la tunique interne.

OBSERVATION IV

(Obs. IX de la thèse de Léger.)

*Endocardite rhumatismale. — Propagation de l'inflammation
à l'origine de l'aorte.*

H. L..., vingt-huit ans, domestique. Il y a six mois, fatigue dans les jambes, les mains, puis gonflement des articulations des doigts et du cou-de-pied. Traitée par les frictions.

9 mars. — Après avoir été mouillée toute la journée, elle est prise, le soir, de palpitations et d'oppression subite ; l'état s'aggravant, elle entre à l'hôpital.

La malade est maigre et pâle, très oppressée, sa respiration est sifflante, profonde.

La pointe bat dans le sixième espace, et à son niveau existe un bruit présystolique, avec souffle doux, systolique, se propageant vers l'aisselle. Quelques jours après, apparaît un bruit de souffle au second temps et à la base, se propageant vers la pointe. Les artères du cou sont bondissantes.

20 mars. — A l'oppression s'ajoute une sensation de déchirure, de vrille, derrière la partie supérieure du sternum. Cette douleur s'était déjà montrée quelquefois, mais jamais d'une façon aussi marquée.

Cette horrible sensation de déchirure rétro-sternale a diparu le 22 pour reparaître bientôt, le 29. Elle se prolonge alors presque sous le sein gauche, et devient à peu près continue.

Les choses se continuent dans cet état avec des alternatives de calme et de recrudescence dans l'oppression, palpitations, et la sensation de déchirure rétro-sternale qui se prolonge mainte nant jusque dans le dos. La malade est dans un état d'agitation continuelle. Elle sort dans un état assez misérable.

OBSERVATION V
(Observ. X de la thèse de Léger.)

Lésions mitrale et aortique ancienne. Aortite.
Attaque intercurrente de rhumatisme articulaire aigu.

M. J..., trente-neuf ans, entre à l'hôpital parce que depuis dix-huit mois elle souffre de palpitations et a parfois les malléoles un peu enflées.

La malade est extrêmement pâle, se plaint de malaise général, de sueurs, de palpitations.

La pointe du cœur bat dans le sixième espace intercostal. A

son niveau; bruit de souffle systolique assez limité avec roulement présystolique très marqué. A la base double murmure, le
premier, assez rude, se propageant dans les vaisseaux du cou ; le
deuxième, plus doux, ayant son maximum au bord gauche du
sternum dans le quatrième espace, ne paraissant pas être pro-
pagé de la base, mais né sur place (frottement au niveau de l'orifice mitral).

6 mars. — La malade ressent pour la première fois une
douleur assez vive au niveau de la région précordiale, irradiant
dans l'épaule gauche et presque jusqu'au coude et dans les doigts
qui ont été toute la nuit le siège de fourmillements.

A droite du sternum, au niveau du deuxième espace intercostal, on perçoit une matité très nette, limitée à deux travers
de doigt, à droite du sternum et bien séparée de la matité
cardiaque. Ce point de matité concorde avec le maximum du
bruit systolique de la base, Celui-ci est plus rude, plus intense
qu'à l'entrée de la malade et se propage dans les vaisseaux du
cou. Le bruit de souffle du second temps est toujours plus doux,
mais il est bien plus difficile de localiser son maximum vers le
bord gauche du sternum, comme dans les premiers jours.

7 mars. — La malade a deux crises par jour, après le déjeu-
ner et après le dîner. Tout le pourtour de la poitrine, à la base,
est le siège de violentes douleurs spontanées.

L'état s'améliore peu à peu et elle sort le 10 avril.

Elle rentre de nouveau le 10 mai. Pendant son séjour chez
elle, les crises douloureuses n'ont pas reparu. Mais elle rentre
avec des douleurs et du gonflement dans les genoux, le cou-de-
pied et les épaules. C'est la première attaque de rhumatisme
qu'elle ait eu de sa vie.

Rien n'a changé dans les phénomènes stéthoscopiques du
cœur.

23 mai et les jours suivants reparaissent les phénomènes douloureux, immédiatement après le repas du soir,

Malgré un état stationnaire, la malade sort le 18 juin.

OBSERVATION VI

(Observ. XI de la thèse de Léger.)

*Rhumatisme articulaire avec athérome et insuffisance mitrale
probablement préexistante. Poussée consécutive d'aortite.*

Paul P .., soixante-cinq ans, journalier. Un refroidissement le
force à faire un séjour au lit de trois mois, avec douleurs dans les
articulations et légères palpitations.

Auparavant, il ne s'était jamais manifesté de troubles cardiaques.

Depuis quinze jours, il éprouve de violents étouffements qui
rendent toute occupation impossible. Les accès le prennent
subitement, surtout la nuit, en même temps que le cœur se met
à battre violemment et que les artères du cou et de la tête se
soulèvent énergiquement. Alors se manifeste au-dessous du sein
droit une douleur aiguë qui cesse avec la dyspnée, mais com-
mence quelquefois avant elle. Elle répond juste au même niveau
en arrière, se prolongeant un peu vers l'épaule, et le malade la
compare à un étau qui lui étreindrait tout le côté droit de la poitrine et provoquerait la crise d'étouffement.

A son entrée, un peu d'anhélation. Facies aortique. Base du
cou un peu large, sans saillie veineuse, animée de battements sur
les côtés et au niveau de la fourchette sternale Le doigt plongé
à ce niveau y sent des battements vigoureux systoliques. Souffle
systolique à la pointe (sixième espace). A la partie supérieure du
sternum, le premier battement aortique est plus éclatant, légèrement prolongé; le second bruit est plus éclatant et plus sec La
matité aortique remonte jusqu'au haut du sternum et dépasse à
droite le bord de cet os dans l'étendue de 2 centimètres. La
main n'y sent ni expansion, ni battement. Il n'existe, du reste,
aucune saillie à ce niveau. Crises assez fréquentes d'étouffements. L'état s'améliorant légèrement, le malade exige son
exeat.

OBSERVATION VII

(Legroux, *Bulletin de la Société méd. des Hôpitaux*, 1884.)

Une jeune fille de vingt-deux ans, sans autre hérédité mor-
bide appréciable que l'arthritisme, vivant dans un milieu plus
qu'aisé, ayant toujours eu une menstruation régulière quoique
étant un peu chlorotique, est prise, dans les premiers jours de
juillet 1884, d'une attaque de rhumatisme articulaire. La maladie
n'est pas chez elle une nouveauté, car à l'âge de douze ans il
y avait eu un premier accès, lequel n'avait laissé aucune trace
apparente. Cette fois le rhumatisme fut tout d'abord subaigu ;
quelques jointures devinrent douloureuses, roses, un peu tuméfiées, mais en même temps et au milieu d'un appareil fébrile
modéré, une éruption très douloureuse d'érythème noueux à la
face antérieure des deux jambes vint en marquer déjà le caractère un peu anormal.

Au bout de trois semaines, pendant lesquelles le repos, les
calmants et le sulfate de quinine furent prescrits, l'état devint
meilleur et l'on se décida à transporter la jeune malade au bord
de la mer, dans l'espérance d'agir sur l'anémie devenue plus
accentuée qu'avant cette poussée rhumatismale. Le cœur était
alors considéré comme sain et semblait avoir échappé cette fois
encore à la griffe du rhumatisme, toutefois on y percevait un
souffle de caractère anémique.

Pendant les premiers jours passés à la mer, la santé et les
forces semblèrent se ranimer, bien que l'érythème noueux et les
douleurs articulaires aient en partie persisté ; mais au commen-
cement du mois d'août, on vit survenir des accès de fièvre quotidienne, à heures irrégulières, accès attribués à l'impaludisme
assez répandu dans le pays : le sulfate de quinine employé à
doses assez fortes enraya momentanément les accidents.

15 août. — Pendant que Mlle X. procédait, couchée encore,
aux soins de sa toilette, elle ressentit un engourdissement
pénible dans la main, l'avant-bras et le bras gauches, bientôt

suivi de douleurs aiguës et d'impotence fonctionnelle du membre dans sa totalité.

On constata immédiatement la disparition du pouls dans la radiale, la cubitale et l'humérale jusqu'à sa naissance, en même temps qu'une température glaciale de toute la partie inférieure de l'avant-bras et de la main. Ces parties, un peu tuméfiées, présentaient sur leur face dorsale quelques taches d'un rose brun. Un manuluve sinapisé réchauffa un peu le membre et fit disparaître ces taches un peu ecchymotiques.

On craignit à bon droit que le membre se gangrenât : il n'en fut rien. La fièvre atténuée par la quinine reparut plus intense, le pouls monta à 110, 120 pulsations, la température atteignit 38 et 39 degrés, et bientôt des phénomènes morbides du côté du cœur vinrent dominer la scène : douleurs précordiales, dyspnées, palpitations, apparition d'un bruit de souffle au premier temps, intense et tellement étalé que le deuxième bruit du cœur était masqué. Ce souffle, dont le point maximum semblait être vers la pointe du cœur, s'étendait à la base et sur toute la zone de l'aorte.

Le professeur P..., de Paris, diagnostiqua, le 17 août, une endocardite ulcéreuse et probablement une embolie ayant obstrué l'humérale gauche. A ce moment, l'artère humérale était peu sensible au toucher. Quelques jours après cette visite, le Dr Charles Hardy, médecin habituel de la famille, vint à son tour visiter sa cliente et pensa, en raison de l'état général grave, puis de la sensibilité et des nodosités qu'il constata le long de l'artère humérale, en raison aussi d'un bruit de souffle constaté tout le long de l'aorte thoracique, que l'oblitération de l'humérale devait tenir à une thrombose développée grâce à une artérite aiguë rhumatismale, partie de l'endocarde et de l'aorte. Le Dr L.., médecin des hôpitaux, qui fut appelé par le Dr Hardy à donner son avis, se rattacha au diagnostic de rhumatisme cardio-vasculaire aigu. Il pensa que l'artérite était en voie d'extension, et que l'oblitération humérale était due à une coagulation sur place. On prescrivit l'iodure de potassium à petites doses, l'immobilisation, les injections hypodermiques de morphine pour calmer les intolérables douleurs qui parcouraient le membre.

De retour à Paris, j'examinai la malade avec le D^r Ch. Hardy.
Je trouvai là une jeune fille pâle, anémiée, extrêmement faible,
torturée par des douleurs continues, avec exacerbations violentes
irradiant de l'épaule à l'extrémité des doigts, un peu affaissée
par l'usage quotidien des injections hypodermiques de morphine
devenues indispensables, un peu anhélante, presque sans voix,
amaigrie et prenant peu de nourriture, souffrant d'autre part
de quelques douleurs articulaires rhumatismales dans les genoux
et les tibio-tarsiennes. Il y avait de la fièvre; pouls à 100-110,
température vascillant entre 38 et 39 degrés.

L'examen minutieux auquel je me livrai avec mon confrère
nous fit reconnaître :

1° Une cardiopathie complexe caractérisée par des bruits
intenses, violents, soufflés, et répartis à la pointe comme à la
base, si bien que l'auscultation la plus attentive avait peine à
distinguer des maxima dans ce tapage cardiaque, qui s'étendait
jusqu'à la fourchette du sternum et sous les deux clavicules.

2° Un bruit aortique intense, presque un bruit de scie, le
long de la colonne vertébrale, jusqu'au niveau des insertions du
diaphragme.

3° Un bruit soufflé intense, rude dans la sous-clavière gauche.

4° Une dilatation de l'artère axillaire du volume d'une
énorme prune, dilatation très douloureuse, faisant saillie à la
partie antérieure de l'épaule, siège de battements énergiques,
soulevant le sthétoscope au moyen duquel ou perçoit un bruit de
souffle rude et superficiel : cette tumeur, saisie entre les doigts
recourbés dans l'aisselle et le pouce appliqué en avant, a un
mouvement d'expansion dans tous les sens qui ne laisse aucun
doute sur une dilatation ampullaire (anévrisme vrai) de l'artère
axillaire. Au moyen du sthétoscope flexible de M. Constantin
Paul, je puis chercher sur tous les points de la tumeur, en avant,
en bas, en arrière, au fond de l'aisselle, le bruit de souffle, et le
retrouver avec tous ses caractères d'intensité en tous ses
points.

5° Au-dessous de cette dilatation, l'humérale se présente
comme un cordon dur, fibreux, résistant, du volume d'un crayon,

sans aucun battement. L'absence absolue de pouls est constatée tout le long de cette artère, ainsi que dans la radiale et la cubitale.

6° Le membre est pâle, flasque et amaigri, sans mouvements; la main est atrophiée; les ongles, un peu recourbés, poussent cependant et montrent un sillon profond, en avant de la lunule, indicateur de l'époque où l'arrêt subit de la circulation s'est effectué.

Toutefois la circulation sanguine n'est pas atteinte, quoique le membre soit froid et pâle, puisque la vie y persiste et que l'on n'y constate aucune trace de gangrène.

La sensibilité du membre au contact est abolie dans les deux tiers inférieurs ; un corps froid est à peine perçu vers la région humérale ; une piqûre énergique n'éveille aucune sensibilité à la main.

Enfin le membre, dans sa totalité, est parcouru par des douleurs intenses, rapportées souvent à l'extrémité des doigts, douleurs que les injections de morphine calment pour quelques heures.

Nous assistons donc là au phénomène de l'anesthésie douloureuse signalée dans les névrites ou dans les compressions des nerfs.

7° L'exploration de la poitrine révèle l'existence d'un épanchement pleurétique.

Rien d'ailleurs dans les autres appareils, dont le fonctionnement paraît normal. Absence d'albumine et d'autres produits anormaux dans l'urine.

« Cette observation me paraît aussi concluante que possible au point de vue de l'artérite généralisée aiguë, d'origine rhumatismale. — ... On peut légitimement se demander si un certain nombre de nos rhumatisants qui conservent de la fièvre alors que toute localisation rhumatismale a disparu des articulations et qu'aucun viscère, sauf le cœur, ne semble atteint, ne sont pas en proie à une de ces manifestations du rhumatisme, manifestation qui échappe facilement au clinicien, quand elle n'a pas pour conséquence des oblitérations ou des anévrismes. »

La jeune malade qui en faisait le sujet a succombé le 28 octobre, après avoir présenté un affaiblissement considérable de l'amplitude des pulsations dans l'artère radiale droite, sans oblitération artérielle complète de ce côté. Bientôt survinrent des accidents cérébraux, délire nocturne, amnésie verbale et aphasie passagère; puis des phénomènes révélant un trouble des fonctions de la moelle allongée, respiration de Cheyne-Stokes, dyspnée croissante. On put constater à ce moment l'existence d'un certain degré d'œdème et de congestion pulmonaires. Enfin, des syncopes répétées apparurent, et la mort survint pendant une de ces crises syncopales.

Pas d'autopsie.

OBSERVATION VIII

(Hanot, *Presse médicale*, 1894).

Rhumatisme art. aigu. Aortite aiguë avec insuffisance aortique.
Autopsie : Plaques gélatineuses sur l'aorte abdominale.

Jeune apprenti, pâle, chétif, sujet à de fréquents épistaxis.

Quand on le conduisit à l'hôpital, après le début d'un rhumatisme qui avait suivi toutes les articulations des membres, le lendemain d'un jour où il était resté à la pluie, il était dans un état typhoïde, blême, prostré, respirant difficilement; ses articulations étaient luisantes et tuméfiées.

T. = 41 degrés. Pouls petit, très accéléré.

A l'auscultation du cœur, en entend un double bruit de souffle aortique et mitral.

L'autopsie a été pratiquée et a montré les valvules aortiques et mitrales, hérissées de végétations : à l'origine de l'aorte et sur plusieurs points de ses portions thoracique et abdominale, on trouve quelques plaques gélatineuses qui, sur des coupes, apparaissent comme des lésions de la tunique interne et composées de cellules sphériques, à type embryonnaire, et de grandes cellules aplaties à prolongement multiple, ayant quelquefois deux noyaux et représentant l'endartère.

OBSERVATION IX

(Bureau, 1893, obs. I).

Albuminurie. Rhumat. articulaire avec aortite. (La matité aortique à droite du sternum disparait sous l'influence du traitement salicylé.)

V..., âgé de vingt-cinq ans. Pas d'antécédents héréditaires. Antécédents personnels : Fièvre typhoïde. Blennorragie.

26 avril. — A son entrée on constate des maux de tête, des vomissements, de l'albumine dans l'urine. Au cœur, les bruits sont normaux, la matité aortique déborde le sternum d'environ 2 centimètres. La sous-clavière droite est légèrement surélevée.

Ces signes ont disparu lorsque, le 11 mai, le malade est pris de douleurs rhumatismales très vives dans les articulations des genoux, et dans l'articulation tibio-tarsienne et celle des orteils du côté gauche T. = 38°4. L'aorte s'est de nouveau dilatée et déborde le sternum de 2 cm. 1/2, la sous-clavière est un peu surélevée. Tension artérielle, 18. Traitement : salicylate de soude, 3 grammes.

12 mai. — Bruit de galop très net. P. = 112. Tension artérielle, 18.

13 mai. — Douleurs articulaires moins vives. Bruit de galop moins accentué. La matité aortique déborde toujours le sternum. T. = 38.

16 mai. — L'aorte est revenue au niveau du bord droit du sternum. Au niveau du deuxième espace intercostal droit existe un léger souffle mésosystolique extra-cardiaque que l'on n'entendait pas ces jours derniers.

20 mai. — Aorte normale. La sous-clavière est complètement
cachée. Le souffle aortico-pulmonaire de la base existe toujours
et est assez intense.

21 mai. — Deuxième bruit aortique toujours très dur et un
peu éteint.

29 juillet. — L'aorte et la sous-clavière ont leurs rapports
normaux. Le deuxième bruit aortique n'est plus éteint comme il
était ces temps derniers, mais il est encore un peu dur.

Juillet. — Le second bruit a perdu toute dureté.

OBSERVATION X

(Thèse d'Astier, obs. VI.)

*Rhumatisme articulaire aigu. — Insuffisance et rétrécissement
aortiques. — Dilatation permanente de l'aorte.*

Jeune homme, vingt-deux ans. Attaques nombreuses de rhumatisme articulaire aigu.

Insuffisance et rétrécissement aortiques. Dilatation permanente
de l'aorte.

Signes d'infantilisme.

Antécédents héréditaires. — Son père, âgé de cinquante-huit
ans, est en bonne santé; sa mère est bien portante; il en est de
même de sa sœur âgée de seize ans.

Antécédents personnels. — A l'âge de huit ans, il a eu la rougeole, mais cette affection a été tellement bénigne qu'il ne s'est
même pas alité. La guérison s'est faite sans la moindre complication.

Depuis l'âge de douze ans jusqu'à ces derniers temps, le jeune
malade a subi une série d'attaques de rhumatisme dont nous allons
retracer les principaux traits.

La première attaque date de l'âge de douze ans. Les douleurs
articulaires ont envahi d'abord les genoux, puis les épaules et
ensuite la presque totalité des articulations du corps.

Le cou lui-même était immobilisé; la fièvre était élevée. Le malade resta dans cet état, alité, privé de mouvements pendant deux mois environ. On lui administra du salicylate de soude, de la digitale ; on lui appliqua des vésicatoires sur les régions précordiale et sternale.

La convalescence fut longue et dura deux mois. A partir de ce moment, il resta pâle, anémique, chétif, la croissance devint lente et sembla même s'arrêter.

Vers la fin de sa douzième année, le malade ressentit quelques vagues douleurs articulaires siégeant surtout aux genoux, ne l'obligeant pas à s'aliter et disparaissant rapidement sous l'influence du salicylate de soude.

Jusqu'à l'âge de dix-sept ans le malade n'éprouva rien de particulier, il n'eut pas d'attaque de rhumatisme, ni d'autre affection. La croissance seule restait arriérée. La verge, les testicules étaient petits, les poils ne se montraient pas.

Une troisième attaque de rhumatisme, à peu près généralisée à toutes les articulations, se montra alors que le malade avait dix-sept ans. Elle ne fut ni aussi douloureuse, ni aussi intense, ni aussi fébrile que la première ; le patient resta alité quelques jours, prit du salicylate, mais ne fut entièrement remis qu'au bout de trois mois. Durant cette crise, il ne se plaignit pas du cœur et il ne resta de cette atteinte qu'une perte marquée de la mémoire.

La quatrième attaque s'est montrée chez notre malade à l'âge de vingt et un ans. Ce fut la plus violente de toutes ; elle débuta par des douleurs articulaires vives, qui furent précédées elles-même d'un sentiment de constriction dans les régions précordiale et sternale, avec irradiations douloureuses du côté du cou. Chaque mouvement respiratoire exagérait cette gêne ; les battements du cœur étaient plus violents, et à chaque contraction cardiaque, la région du cœur, le cou tout entier étaient le siège de soulèvements intenses.

La fièvre quotidienne monta à 40 degrés. L'urine contenait de l'albumine ; le malade fut remis au régime lacté. Il resta alité deux mois.

Nous plaçant au point de vue des lésions aortiques, nous avons recherché si dans les antécédents il n'existait pas de maladie ayant pu donner naissance à des localisations inflammatoires du côté de ce vaisseau ; et, en dehors de la rougeole bénigne, nous n'avons pu noter d'autre maladie infectieuse. Pas d'intoxication.

Depuis plus d'un an que le malade est au service de l'hôpital et que nous avons eu l'occasion de l'examiner, sa santé, à peu près satisfaisante, n'a été interrompue qu'à de rares intervalles, soit par l'apparition de quelques douleurs articulaires vagues, cédant rapidement à l'administration du salicylate de soude, soit par des palpitations et un léger œdème des jambes survenant à l'occasion de fatigues.

Etat actuel. — En passant à l'examen du cœur, des gros vaisseaux qui en émanent et de ceux du cou, on découvre des détails intéressants.

Le malade étant couché dans le décubitus dorsal, on constate que la région précordiale et particulièrement la région de la pointe ainsi que la base du cou sont le siège de soulèvements énergiques coïncidant avec le choc de la pointe ; celle-ci bat dans le cinquième espace intercostal à 2 centimètres en dehors du mamelon.

Les battements du cou, surtout marqués au niveau de la base, battements synchrones à la systole ventriculaire, se montrent avec une très grande netteté dans la fossette sus-sternale, et le soulèvement est apparent jusqu'à 3 centimètres au-dessus de la fourchette sternale. Ces battements de l'aorte dilatée se continuent dans les sous-clavières droite et gauche qui paraissent onduler dans leur fosse sus-claviculaire respective, et ces ondulations parfaitement appréciables au jour frisant, surviennent après la distention systolique de la crosse aortique. Ce soulèvement général des vaisseaux de la base du cou se prolonge dans la partie moyenne et même dans la partie la plus élevée du cou, mais en perdant de son intensité.

Lorsque avec la paume de la main on saisit la face antérieure du cou, on se rend bien compte de cette répartition générale, synchrone à la systole, avec laquelle coïncide un thrill des plus marqués à la base, allant s'atténuant vers la partie supérieure et donnant la sensation d'un liquide passant dans des conduits rugueux et dépolis.

À la pointe, comme en pleine région précordiale, on ne sent à la palpation aucun frémissement vibratoire.

La percussion montre que le cœur est hypertrophié et possède une augmentation notable dans les dimensions transversales des vaisseaux de la base.

A 3 centimètres au-dessous de la fourchette sternale, au niveau des seconds espaces intercostaux, leur matité est représentée par une étendue de 8 centimètres. Le bord gauche de la ligne de matité coïncide avec le bord gauche du sternum. A droite l'aorte déborde de 3 centimètres le bord droit du sternum ; pas de battements appréciables au niveau du second espace intercostal droit.

Auscultation. — A la pointe on ne perçoit rien d'anormal.

Vers le bord droit du sternum, au niveau du second espace intercostal droit, au foyer d'auscultation de l'aorte, on entend un double souffle, le premier coïncidant avec la systole, le second avec la diastole.

Rien de particulier à l'auscultation de l'artère pulmonaire.

Dans les artères du cou, au moment de l'expansion artérielle, on entend un bruit de frémissement; immédiatement après l'artère s'affaisse.

Pouls régulier battant à 80 à la minute.

Le sang est pâle et ne donne que 2.185.000 globules rouges par millimètre cube. Rien du côté des autres appareils.

OBSERVATION XI (résumée).

Dilatation permanente de l'aorte. — Aortite chronique artério-scléreuse. — Plusieurs attaques de rhumatisme.

E. B..., garde municipal, cinquante-trois ans. — Première attaque de rhumatisme à vingt-huit ans. Elle dura cinq mois. A trente-huit ans, nouvelle attaque portant comme la première sur les grandes articulations.

Etat actuel — L'aorte est notablement dilatée et donne lieu à une matité qui dépasse le bord droit du sternum de 3 centimètres. Sous-clavière droite surélevée, animée de battements énergiques.

Cœur très hypertrophié avec double souffle, systolique et diastolique, à l'orifice aortique.

OBSERVATION XII

(Bureau, observation XVIII)

Insuffisance aortique rhumatismale. — Aortite abdominale.

A. C..., porteur aux Halles. — A quatorze ans, attaque de rhumatisme articulaire aigu.

Toutes les articulations sont prises et très douloureuses. Beaucoup de fièvre et sueurs abondantes. Jusqu'à quatre ans étouffements et palpitations. Réformé après un an de service militaire.

Depuis, sujet aux vertiges et aux étourdissements. De plus, il éprouve souvent des douleurs dans la région précordiale, qui s'encadrent dans l'épaule et quelquefois dans le bras gauche.

Actuellement, cœur volumineux, donne lieu à une matité très augmentée. Souffle diastolique doux, à l'auscultation aortique.

L'aorte thoracique ne présente pas d'augmentation de volume.

L'aorte abdominale présente un diamètre agrandi; douloureuse sur toute l'étendue.

CONCLUSIONS

——

I. Comme toules les autres infections, l'infection rhumatismale peùt déterminer des artérites.

II. L'artérite rhumatismale se manifeste par des signes physiques (battements, dilatations, flexuosités) et par des signes fonctionnels dont les principaux sont la douleur et l'existence d'un soufffe sur le trajet du vaisseau enflammé.

L'aortite abdominale, outre les signes physiques communs, se manifeste par des symptômes fonctionnels propres : crises épigastralgiques, coliques, douleurs lombaires et crurales ; — vomissements, constipation ou diarrhée, hémorragies intestinales (troubles réflexes) ; — asphyxie symétrique des extrémités, claudication intermittente (troubles circulatoires).

III. L'artérite aiguë rhumatismale se généralise rarement d'emblée, elle se manifeste plutôt par des poussées successives.

Le pronostic de l'affection est réglé par l'âge du malade et l'âge de la maladie (Potain). La terminaison peut être fatale s'il y a généralisation de l'inflammation, — oblitération ou rupture (aorte) du vaisseau enflammé. Mais une hygiène sévère et le traitement ioduré ont souvent raison de l'affection.

IV. On est autorisé à rattacher certaines artérites au rhumatisme articulaire aigu :

a) Parce qu'elles apparaissent sous l'influence des mêmes causes que la fluxion articulaire ;

b) Parce qu'elles se produisent en même temps que l'attaque articulaire, suivent les mêmes oscillations et parfois disparaissent avec elles ;

c) Parce que le traitement salicylé peut faire disparaître l'inflammation vasculaire aussi bien que la fluxion articulaire.

INDEX BIBLIOGRAPHIQUE

Astier, de l'Artérite rhumatismale (thèse de Bordeaux, 1897).

Bertin et Bouillaud, Traité des maladies du cœur et des gros vaisseaux, 1824.

Blot, des Accidents artériels dans le rhumatisme (thèse de Lyon, 1898).

Bouillaud, Traité clinique du rhumatisme articulaire aigu, 1840.

Brodier et Viel-Durand, un Signe d'aortite abdominale (Presse médicale, 27 septembre 1899).

Bureau, Étude sur les aortites (thèse de Paris, 1893).

— Les Aortites 1895.

Charcot et Bouchard, Traité de médecine, 1894.

Courmont, Périaortite généralisée (Province médicale, 1894).

Debove et Achard, Manuel de médecine, 1894.

Fernet, du Rhumatisme articulaire aigu et de ses diverses mani festations (thèse de Paris, 1865).

Guéneau de Mussy, Cliniques médicales, 1875.

Hanot, Considérations générales sur le rhumatisme articulaire aigu (Presse médicale, 1894).

Huchard, Maladies du cœur et des vaisseaux, 1896.

Lancereaux, les Aortites, 1894.

Léger, Etude sur l'aortite aiguë (th. de Paris, 1877).

Legroux, Bulletin de la Société médicale des hôpitaux, 1884

Lemoine, des Artérites (th. de Paris, 1864).

Thérèse, des Aortites aiguës Leur rôle dans les lésions chroniques de l'aorte (Gazette des hôpitaux de Paris, 1892).

Trousseau, Cliniques de l'Hôtel-Dieu (5e édition, III).

Plicqué, les Aortites aiguës et leur traitement (Presse médicale, 9 décembre 1897).

Potain, du Pseudo-Lipome sus-claviculaire (Gazette hebdomadaire, 1882 (p. 762-829).

— Aortite abdominale (Médecine moderne, 1899, n° 64).

Verneuil, du Pseudo-Lipome sus-claviculaire (Gazette hebdomadaire, 1882).

TABLE

www.ingramcontent.com/pod-product-compliance
Ingram Content Group UK Ltd.
Pitfield, Milton Keynes, MK11 3LW, UK
UKHW021109140726
13695UKWH00004B/1427